DES ACCIDENTS

DE LA

SECONDE DENTITION

et des soins à prendre pour avoir

LES DENTS BIEN RANGÉES,

PAR

AMBROISE CLAUDON,

Docteur en Médecine de la Faculté de Paris et de plusieurs Facultés étrangères,

DENTISTE.

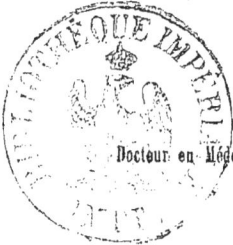

CLERMONT (OISE),

Au Cabinet du DOCTEUR–DENTISTE, rue
Neuve–d'Amiens, n° 15,

Et chez Charles HUET, imprimeur-libraire.

1855.

L'opinion du vulgaire s'est habituée malheureusement à ne trop considérer l'art du dentiste que comme une profession seulement mécanique, placée en dehors des règles de la médecine générale, et bornant exclusivement ses attributions aux opérations manuelles indiquées pour remédier aux implantations vicieuses des dents ou aux altérations matérielles diverses de leur substance. Le vulgaire ne comprend pas que le dentiste doive être, non pas un ouvrier plus ou moins adroit, mais un médecin instruit, adonné par vocation ou par d'autres circonstances à l'étude et au traitement des maladies d'un ordre spécial d'organes très-importants, ceux qui constituent l'appareil dentaire. (*Mémoires sur la Médecine dentaire*, par le docteur Talma, de Bruxelles.)

DES ACCIDENTS

DE LA

SECONDE DENTITION.

Les dents de lait ou de la première dentition sont au nombre de vingt, savoir : pour chaque mâchoire, quatre incisives, deux canines et quatre molaires (*).

C'est vers la fin de la troisième année que le travail de la première dentition se termine chez les enfants. Il semble que la nature accorde à ces petits êtres un temps de repos pour se remettre des secousses plus ou moins graves occasionnées par l'évolution successive des vingt dents de lait ; car ce n'est que vers la septième année que le travail de la seconde dentition commence.

Ce travail a pour but de remplacer les vingt dents de lait par trente-deux dents que l'on nomme permanentes ou de la seconde dentition. Ainsi, une personne

---

(*) *Des Accidents de la première dentition et des moyens de les prévenir ou d'y remédier*, par le docteur Ambroise Claudon. In-8°. Sous presse.

adulte a ordinairement la bouche garnie de trente-deux dents, savoir : pour chaque mâchoire, quatre incisives, deux canines, quatre petites molaires et six grosses molaires.

Ce travail s'annonce par l'apparition des quatre premières grosses molaires qui précèdent la chute et le remplacement des vingt dents temporaires.

Le remplacement des dents de lait a lieu le plus souvent dans l'ordre suivant :

Les incisives centrales inférieures se renouvellent de sept à huit ans ; viennent ensuite, peu de temps après, les incisives centrales supérieures ; puis, de huit à neuf ans, les incisives latérales, en commençant toujours par celles de la mâchoire inférieure ; de neuf à dix, les quatre premières petites molaires ; de dix à douze, les canines et les secondes petites molaires ; de douze à quatorze, les secondes grosses molaires ; et enfin, de dix-huit à vingt-cinq, les dernières dents de cette catégorie, ou dents de sagesse. Il n'est pas rare que la sortie de ces dernières dents ait lieu à un âge beaucoup plus avancé. Quelquefois même elles ne sortent jamais (*).

ACCIDENTS DE LA SECONDE DENTITION.

La seconde dentition est souvent accompagnée d'accidents graves. Quoique ces accidents soient plus rares que pendant la première dentition, ils ne laissent pas

(*) *De la Sortie tardive des Dents de sagesse, des Accidents qu'elle occasionne et des Maladies avec lesquelles on peut la confondre*, par le docteur Ambroise Claudon. In-8°. Sous presse.

que de mériter toute l'attention des pères et mères ainsi que celle du médecin.

Si les accidents qui accompagnent la seconde dentition sont moins fréquents que ceux de la première, ils sont aussi loin d'éveiller la même attention. La véritable cause est souvent méconnue quand il y a absence de douleur du côté des dents, et quand les phénomènes se passent uniquement dans un organe voisin. On a vu le travail de la seconde dentition produire des névralgies, des maux de tête, des convulsions, même on a observé des cas où l'irritation produite sur le nerf dentaire a pu se traduire au dehors par des phénomènes cérébraux qui ont été jusqu'à l'épilepsie et la folie (*).

Ces accidents, quoique rares, doivent engager les parents à faire visiter la bouche de leurs enfants toutes les fois qu'il se manifeste quelques désordres qui ne cèdent pas aux moyens ordinaires.

Voici ce que dit, des phénomènes qui accompagnent la seconde dentition, le docteur Talma, dentiste du roi des Belges, etc., dont on ne saurait trop souvent invoquer le témoignage dans tout ce qui concerne la médecine dentaire :

Chez le plus grand nombre des sujets, l'éruption des dents permanentes, et plus particulièrement celle des dents de sagesse ne s'accomplit, en effet, qu'après une série d'efforts, que la nature semble abandonner à un certain degré, pour les reprendre ensuite avec le même cortège de phénomènes morbides, et dont la succession se prolonge quelquefois pendant plusieurs années. Ces

(*) Martin-Lauzer J.-C. médico-chirg., page 450. (Sept. 1851.)

sortes d'accès, qui se reproduisent à des intervalles
variables, obscurcissent presque toujours d'abord le
diagnostic, et tendent à jeter le praticien dans des er-
reurs plus ou moins préjudiciables, jusqu'à ce que
l'observation plus attentive de ces phénomènes indique
enfin la nature de la maladie.

Les moyens de remédier aux accidents d'irritation
et de phlogose dont il vient d'être question, sont généralement simples et efficaces, ils ne diffèrent pas es-
sentiellement de ceux que réclame, dans les mêmes
circonstances, la première dentition. Ce sont toujours
des adoucissants, des calmants locaux ; dans quelques cas, des collutoires détersifs, des mouchetures
sur les rebords alvéolaires, des saignées capillaires
opérées à l'aide de sangsues, et enfin, lorsque les
gencives restent soulevées ou imparfaitement perforées,
l'incision cruciale, qui détruit leur tension et apaise
presque instantanément la douleur.

Il résulte de mes nombreuses observations que cette
opération est, dans les cas qui la réclament, aussi souvent efficace pendant la seconde dentition que lors de
la première. Lorsqu'il s'agit de faciliter la sortie des
dents de remplacement, la disposition des parties et les
phénomènes locaux rendent presque toujours les indi-
cations précises, et l'âge des sujets leur permet de se
prêter mieux à l'opération, comme de la supporter
plus aisément.

J'ai vu maintes fois des douleurs persévérantes, des
salivations considérables, des fluxions répétées, des
contractions maxillaires portées très-loin, céder comme
par enchantement à l'incision cruciale de la gencive

irritée par une grosse molaire ou une dent de sagesse qui la soulevait, et ne l'usait que difficilement. Je me crois fondé à établir que cette petite opération est beaucoup trop négligée ; pratiquée plus souvent, elle abrégerait bien des états morbides, toujours pénibles, qui ne sont pas sans influence sur le développement ultérieur d'altérations graves, lorsqu'ils ne les déterminent pas directement.

Les maladies des dents de lait deviennent assez souvent la cause d'accidents ou de complications, qui entravent et rendent laborieuse la seconde éruption dentaire. La carie des incisives et des canines n'a généralement que peu d'importance et peut être négligée sans inconvénient. Il n'en est pas de même de celle des petites molaires. Chez les enfants, ces dents s'altèrent fréquemment plusieurs années avant l'époque de leur chute. Au début de la carie, lorsque l'altération est encore très-limitée, et que les dents ne sont pas douloureuses, il convient, si la disposition des parties le comporte, de les plomber avec beaucoup de soin. Cette opération a le double avantage : 1° de conserver plus longtemps des organes utiles à la mastication et au développement régulier de l'arcade dentaire ; 2° d'éviter au sujet des douleurs incessantes, qui peuvent ne pas être sans inconvénient pour la santé. Sous le métal qui obture la carie, et à l'abri du contact de l'air et des aliments, le travail morbide se ralentit s'il ne s'arrête entièrement, et le nerf dentaire se détruit d'une manière presque insensible.

DIRECTION DE LA SECONDE DENTITION.

Lorsque le travail de la seconde dentition s'accomplit sans aucun trouble dans l'économie, il s'en faut de beaucoup que les parents doivent négliger les soins de la bouche chez leurs enfants.

Gariot, dans son excellent traité des maladies de la bouche, s'exprime ainsi à ce sujet :

Le peu de soins qu'apportent les pères et mères aux dents de leurs enfants, est en général si grand, qu'il est peu de personnes qui aient un beau râtelier par suite de cette négligence. Cependant cet objet est beaucoup plus important qu'on ne le croit ordinairement ; car les dents qui sont mal rangées gênent la prononciation et la mastication ; d'ailleurs elles ne sont point aussi solides, attendu que les racines se trouvent quelquefois en partie hors des alvéoles. Les dents mal rangées ne forment plus cet ensemble qui résulte de la régularité d'un beau râtelier, où ces parties se soutiennent mutuellement, et où l'on voit les mâchoires s'emboîter d'une manière convenable, circonstance très-importante pour leur conservation. Les dents mal placées se salissent plus promptement et sont plus difficiles à nettoyer que les autres ; elles résistent moins aux diverses affections de la bouche et ne se conservent pas aussi longtemps. Tous ces motifs, joints au désagrément qu'on éprouve d'avoir un râtelier difforme, doivent paraître suffisants pour déterminer les personnes chargées de veiller à l'éducation des enfants, à faire visiter souvent leur bouche, afin d'en prendre les soins convenables.

La principale attention qu'il convient d'avoir lors de la pousse des dents de remplacement, est d'enlever au moment convenable les dents de lait, qui souvent ne tombent qu'avec difficulté ; elles empêchent alors, par leur présence, les dents de sept ans de se développer convenablement, et les forcent même de prendre une mauvaise direction.

On ne doit point perdre de vue que les dents de sept ans sont beaucoup plus grosses que les premières qu'elles remplacent, puisqu'elles sortent avec toute la largeur qu'elles doivent conserver pendant le reste de la vie. On sait aussi qu'à l'époque où les dents se renouvellent, les mâchoires n'ont pas encore pris tout leur développement.

D'après cette disposition, on conçoit que les secondes dents ne doivent pas pousser précisément à la place des premières, mais souvent sur le côté, en sorte que la présence de celles-ci, sans empêcher les autres de pousser, peut facilement leur imprimer une mauvaise direction.

Ainsi, quand on néglige d'extraire les dents de lait et d'employer les autres moyens capables de favoriser un beau développement des secondes dents, il peut en résulter des difformités souvent très-grandes, et toujours beaucoup plus faciles à prévenir qu'à corriger.

Les moyens d'extraire les dents de lait à l'époque de la seconde dentition, sont toujours faciles, ces dents étant sans racines. Du reste, en fût-il autrement, on ne doit pas mettre en balance les avantages d'une opération qui ne produit qu'une douleur instantanée, avec les inconvénients résultant de la présence trop prolongée

d'une dent de lait cariée ou enclavée par les autres
dont elle tient la place. Lorsque les dents de lait ne
sont pas tombées ou n'ont pas été extraites à l'époque
convenable, elles persistent quelquefois pendant fort
longtemps, et semblent retenues par les secondes qui
poussent de côté ; alors on ne les arrache qu'en éprou-
vant une certaine résistance. Il n'est pas rare de voir
persister toute la vie les dents canines ; les personnes
qui conservent celles des deux dentitions, passent pour
les avoir doubles ; alors ces dents se placent l'une devant l'autre, et celles de devant sont quelquefois si
saillantes qu'elles sortent de la bouche, ce qui produit
toujours une difformité plus ou moins hideuse. Si l'on
se détermine, à quelque époque que ce soit, à en faire
arracher une, on observe que l'autre revient peu à peu
se ranger à la place qui lui était destinée. Il arrive
assez souvent que les dents de remplacement prennent
un développement proportionnellement plus grand ou
plus rapide que celui de la mâchoire, alors les dents ne
peuvent se placer convenablement ; elles sont obligées
d'être serrées les unes contre les autres, de se tourner
de côté ou de se diriger en différents sens. Une disposition aussi défectueuse présente toujours un grand
nombre d'inconvénients, dont celui d'une difformité
repoussante est le moins fâcheux. Les dents qui sont
ainsi très-serrées ne peuvent se nettoyer facilement ;
la salive, souvent de mauvaise nature, et les substances
alimentaires se cantonnent entre ces parties, y sé-
journent plus ou moins longtemps, et peuvent beaucoup
contribuer à leur altération (*). Ce qui rend cette opinion

(*) *Des Soins nécessaires pour la Propreté de la Bouche et la Con-*
servation des Dents, par Ambroise Claudon. In-8°. Sous presse.

très-probable, c'est que les dents commencent presque toujours par se carier vers leur point de contact, et que les dents qui sont naturellement écartées se conservent beaucoup mieux que celles qui sont très-serrées.

Que doit-on faire lorsque les dents sont trop serrées? A cette question nous laisserons répondre un maître de l'art :

Tous les dentistes ont reconnu les inconvénients qui résultent des râteliers trop rapprochés, et quelques-uns ont senti la nécessité de sacrifier une dent pour la conservation des autres ; à cet effet ils proposent d'enlever la première petite molaire (*). Au premier abord cette opération paraît très-inconvenante, et on ne conçoit pas comment on peut proposer d'arracher quatre bonnes dents qui ne font point de mal ; mais, si l'on réfléchit à l'importance des avantages qui résultent de ce sacrifice, on concevra qu'on ne les paie pas trop cher ; le premier bienfait que l'on retire de cette opération, est d'écarter une des principales causes de la carie des dents. L'on sait ensuite que quand une dent se carie la marche ordinaire de cette maladie est d'occasionner fréquemment une douleur insupportable, d'altérer les dents voisines, et de mettre dans la nécessité, après avoir bien souffert, de supporter l'opération qu'on avait voulu éviter, et de se faire extraire une dent qu'on ne peut plus conserver. Il faut encore ajouter que si l'on a tardé fort longtemps à faire cette opération, si la dent est détruite en grande partie, enfin que si l'on n'a pas affaire à un dentiste habile, on est exposé à se voir

(*) Boudet cité par Gariot. Page 66. T. I.

rompre la dent dont on voulait se débarrasser, et conserver encore une racine qui occasionne la même douleur, et qu'on ne peut extraire qu'avec beaucoup de difficulté. L'extraction de ces dents qui ont toute leur solidité ne doit cependant pas effrayer ; il est des moyens de les ébranler suffisamment pour permettre ensuite de les extraire avec facilité. (Gariot. *Maladies de la bouche*.)

Lorsque cette opération est faite, on voit insensiblement la place de la dent enlevée être occupée par les dents voisines, et finir par disparaître presque entièrement.

Quand on prend les précautions convenables pour que les dents soient ainsi écartées, elles sont faciles à nettoyer ; elles se conservent beaucoup plus longtemps, et présentent d'ailleurs, par leur régularité et leur blancheur, surtout chez les femmes, un des plus beaux agréments de la figure.

Le désordre qui a lieu d'un côté peut aussi (et c'est ce qui se manifeste le plus ordinairement) avoir lieu des deux côtés à la fois. Lorsque, dans la pratique, on rencontre ces sortes de cas, il importe d'extraire en même temps une dent à droite et son analogue à gauche. Car si l'on se borne à n'ôter qu'une des deux, ainsi que le font quelques dentistes, la gauche, par exemple, voici ce qui résultera de la demi-opération. Bientôt, par la permanence de la pression qu'exerce la dent laissée à droite, toutes les dents intermédiaires entre ce point résistant conservé et l'autre point qui a été supprimé, abandonnent leur position verticale ; elles se penchent à gauche vers le vide, le remplissent et altèrent la symétrie que l'opération complète eût procurée. Cette inclinaison démontre que la tendance de toutes les dents vers la gauche n'est qu'un effet mécanique déterminé par la résistance qui est restée à droite, et favorisé par la suppression de l'obstacle du côté gauche. Aussi le dentiste qui prévoit ces effets, retranche au même instant les deux dents de lait qui font obstacle à droite et à gauche. Alors, plus d'inégalité dans les circonstances latérales. Le vide étant pareil de chaque côté, il y a une sorte d'équilibre, et les dents secondaires qui avaient besoin de cet emplacement artificiel, pour se ranger, se déployer et s'étendre, se portent avec une égale facilité de part et d'autre, et se partagent régulièrement l'espace que l'art a ménagé (*).

De l'oubli de cette surveillance, et de la suite qu'on y donne en abandonnant le tout à la nature, naissent presque tous les désordres de l'arcade dentaire. Souvent une sensibilité mal raisonnée de la part des parents, pour éviter à l'enfance une douleur momentanée, expose la jeunesse à des souffrances plus cruelles, tant au physique qu'au moral : d'un côté on voit une jeune fille qui ménage son rire, suivant les occasions, pour ne pas montrer ses dents mal rangées, quoique bonnes ; d'un autre côté, c'est un garçon dont les dents placées les unes sur les autres, se nettoient difficilement, se couvrent de tartre et l'exposent ainsi aux reproches d'une négligence impardonnable : tous deux alors regrettent que leurs parents n'aient pas fait à leur égard tout ce qu'il faut pour avoir une denture semblable à celles dont ils admirent la beauté chez les autres (**).

(*) *Recherches sur la seconde dentition,* par Miel, p. 56.
(**) Duval, *Dentiste de la jeunesse,* p. 80.

Dans la très-grande majorité des cas, la déviation prononcée d'une première dent entraîne à sa suite celle de plusieurs autres, dans le même rang et à la mâchoire opposée. Aussi une incisive étant inclinée en avant ou en arrière, ou seulement pivotée sur elle-même, la voisine se portera presque toujours de son côté en effectuant une disposition contraire, et de proche en proche la difformité pourra s'étendre au loin. D'autre part, les dents correspondantes de la mâchoire opposée étant soumises, par suite de cette première déviation, à des pressions anormales lors de la mastication et pendant l'occlusion de la bouche, s'écartent presque nécessairement à leur tour de leur situation régulière. De cet ensemble d'influences résultent des combinaisons variées presque à l'infini et qui se résument toutes en difformités plus ou moins choquantes, nuisibles à l'exercice des fonctions et disposant à la perte prématurée des dents elles-mêmes.

Ces considérations, dont chacun peut vérifier aisément l'exactitude, démontrent jusqu'à l'évidence la nécessité d'examiner souvent la bouche des enfants, depuis six ans environ jusqu'à quatorze. Des premiers soins dépendent presque toujours le bel arrangement des dents et leur conservation.

Je ne saurais trop répéter un conseil justifié par tout ce qui précède : c'est que la bouche des enfants doit être, pendant la période de la seconde dentition, examinée régulièrement, à des intervalles convenables, par un homme de l'art habile, qui peut seul apprécier les progrès de l'éruption dentaire, et prévenir ses écarts en temps utile.

ORTHOPÉDIE DENTAIRE.

Arrivées à l'âge où le désir de plaire éveille la co-
quetterie, beaucoup de jeunes personnes regrettent la
négligence de leurs parents ou leur peu de soumission
aux avis du médecin-dentiste. Ces regrets trouvent
dans l'orthopédie dentaire une précieuse ressource.
Cette branche de la médecine dentaire a pour but de
réparer les difformités qui résultent d'un mauvais arrangement dans la seconde dentition. Les résultats
qu'on peut obtenir sont vraiment surprenants, mais ils
exigent trois choses indispensables : 1° de la part du
médecin-dentiste une grande sagacité dans le choix
des moyens, une grande adresse dans l'exécution et
des connaissances étendues en anatomie et surtout en
ostéogénie ; 2° de la part du malade, une grande soumission et une grande exactitude ; 3° et enfin, le temps, car
dans l'orthopédie dentaire il n'y a rien de brusque,
tout doit se faire lentement. A cette lenteur il y a une
grande compensation, c'est que tous les moyens qu'on
emploient sont exempts de douleur.

Clermont (Oise). — Imprimerie de Charles HUET.

Pour paraître incessamment :

CONSIDÉRATIONS

SUR

LA PERTE DES DENTS

ET

L'UTILITÉ DE LEUR REMPLACEMENT,

Tant sous le rapport
de la Physionomie et de la Prononciation
que de la Mastication,

PAR

AMBROISE CLAUDON,

Docteur en Médecine de la Faculté de Paris et de plusieurs Facultés étrangères,

DENTISTE.

———————— • ❦ • ————————

CLERMONT (OISE),

Au Cabinet du DOCTEUR–DENTISTE, rue
Neuve–d'Amiens, n° 15.

www.ingramcontent.com/pod-product-compliance
Lightning Source LLC
Chambersburg PA
CBHW050400210326
41520CB00020B/6399